FROTTEMENT PÉRI-HÉPATIQUE

ET

ABCÈS DU FOIE [1]

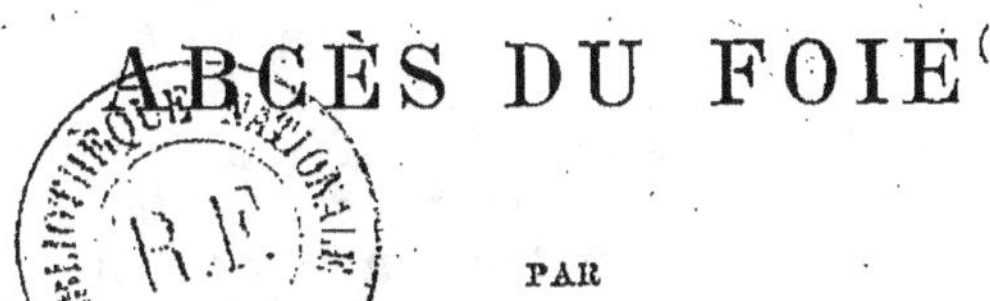

PAR

L. E. BERTRAND

Médecin principal de la marine

Ancien professeur à l'école de médecine navale de Toulon.

Les *grands* abcès hépatiques ont leur siège primitif dans les parties centrales de la glande.

Lorsqu'ils arrivent, par les progrès de leur développement, au contact des couches superficielles du parenchyme, ils provoquent le plus souvent, sinon toujours, une péritonite adhésive qui fixe la capsule de Glisson au diaphragme, à la paroi costo-abdominale et aux viscères voisins.

Cette *péri-hépatite* a, pour signe fonctionnel, un surcroît de douleur et de dyspnée; pour signe physique, un gros *frottement* ou *bruit de cuir*, perceptible à la palpation et surtout à l'auscultation de l'hypochondre droit.

Ce symptôme manque rarement, dans les conditions pathologiques qui viennent d'être indiquées. Il représente, en conséquence, relativement aux abcès du foie, un signe diagnostique dont les médecins étrangers qui pratiquent aux pays chauds et s'y trouvent souvent aux prises avec l'hépatite suppurative ne méconnaissent point la valeur.

(1) Ce mémoire est la reproduction amplifiée d'une note que j'ai lue à l'Académie de médecine (Séance du 4 mars 1890) —(Rapport de M. Rochard — Séance du 1er juillet 1890.)

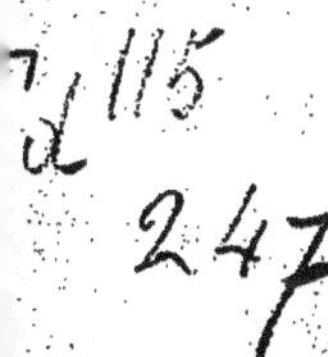

Le traité de Sachs (1) (du Caire) est, si je ne me trompe, le premier mémoire qui signale le *frottement péri-hépatique* dans cette variété de l'inflammation du foie et le considère comme applicable au diagnostic de l'abcès. Le D^r van Leent, de la marine néerlandaise, analysant cet important ouvrage, dans nos *Archives de médecine navale* de 1878, écrit en effet : « Dans le cas où l'abcès du foie se trouve situé à la surface et touche au péritoine, non seulement l'oreille, mais aussi la main légèrement appuyée, perçoit pendant un temps plus ou moins court le *bruit de frottement péritonéal*. Ces conditions pour provoquer le bruit de frottement sont on ne peut plus favorables ; seulement, le contact doit s'accomplir lentement, et les adhérences ne doivent pas être de formation trop récente. Nous avons alors un organe résistant, le foie, à surface rugueuse par suite de l'exsudation fibrineuse, et qui, aux mouvements de la respiration, frotte sur la paroi abdominale opposée, rigide par suite de la tension exagérée. »

Deux ans plus tard, les *Archives de médecine navale* publièrent la note du Dr Ayme (2) *« sur le traitement des abcès du foie à l'hôpital de Shang-haï »*

Ce travail, qui a exercé une si heureuse influence sur la thérapeutique chirurgicale de l'hépatite suppurée, renferme trois observations dont les deux premières établissent par des indications précises (3); encore que le fait clinique y soit mentionné sans commentaires, l'importance que notre confrère anglais des Douanes chinoises, le Dr Stromeyer-Little, attribue à la constatation du signe qui nous occupe et le rang honorable qu'il lui assigne dans la hiérarchie symptomatique.

En 1883, un médecin du même service, le Dr Patrick Manson (d'Amoy) a fait paraître un memoire (4) où je

(1) Ueber die Hepatitis der heissen Länder, die darnach sich-entwic kelnden léber-abcesse und deren operative Behandlung. — V. *Langenbeck's archiv. für klinische chirurgie* — Analyse du D^r van Leent in *Arch. de méd. nav.* 1878.

(2) *Arch. de méd. navale*, 1880.

(3) Pas de bruits de frottement perceptibles dans les inspirations exagérées (obs. 1). » — « Dans les fortes inspirations, on entend un bruit de frottement des deux côtés de la ligne axillaire antérieure (obs. II). »

(4) On the operative treatment of hepatitis and hepatic abscess (*China-Imperial martime Customs — Medical Reports for the half-year ended* 30th september 1883 — Je regrette de n'avoir pas étudié plus tôt, avec l'attention nécessaire, ce remarquable document; car j'y trouve une observation de fistule biliaire consécutive à la

relève ce qui suit : « Le grand secret d'un diagnostic heureux de l'abcès hépatique est de le soupçonner. Il n'y a pas de symptôme ou groupe de symptômes pathogno-monique. Mais l'emploi systématique du thermomètre clinique ; la percussion fréquente, le tracé (*mapping out*) et la mesure de la matité du foie, l'application du sté-thoscope sur le bord inférieur de la region hépatique et *sur le foie lui-même*, à la recherche de la crépitation pneumonique, du frottement pleural ou du frottement péritonéal (*péritoneal friction*) ; l'inspection de la langue et des matières excrétées ; le décubitus du patient ; l'état de sa peau et de sa respiration, ainsi que son état mental, tout cela joint à une étude attentive de l'histoire du cas, apportera généralement un ensemble de signes et de symptômes qui pourront conduire à un diagnostic correct. »

Ces citations que j'aurais pu multiplier en puisant dans les nombreux articles que le journal anglais *The Lancet* a publiés sur l'hépatite, suffiront, je pense, à montrer que le frottement péri-hépatique n'est pas traité à l'étranger comme un symptôme banal sans affectation possible au diagnostic des abcès du foie.

En France, il n'en est pas ainsi.

Je n'entends point, par ces mots, que le frottement *péritonéal* soit, chez nous, chose inconnue ; puisque Laënnec, Piorry (1), Desprès (2) et nombre d'autres auteurs l'ont étudié ; puisqu'on le décrit partout comme le signe caractéristique de la péri-hépatite, quand il est perçu au niveau du foie ; puisque Barth et Roger lui consacrent tout un paragraphe du chapitre *Auscultation de l'abdo-men* dans leur magistral traité (3), et, même, insistent sur les services que la constatation de ce phénomène clinique pourrait rendre au chirurgien qui opérerait un abcès du foie par le procédé de Récamier.

ponction d'un abcès du foie au gros trocart, observation que j'aurais citée dans mon travail sur *la Cholerrhagie qui suit l'incision des abcès du foie* (*Rev. de méd.*, mars 1890). Le Dr Manson a noté chez son opéré, pendant près de deux mois, la quantité de bile issue de la plaie, jour par jour, et même, pendant quelques jours, heure par heure. Le maximum a dépassé le chiffre de 1000 gr. en 24 heures ; (93 onces — l'auteur évaluant à 3 ou 4 onces, la quantité de mucus évacuée avec la bile). Je crois que ce malade a succombé.

(1) De la percusssion médiate, Paris, 1828.

(2) Th. de Paris, 1840, et communication à la Société anato-mique, 1884.

(3) Traité d'auscultation et de percussion. Paris, 1865.

Je veux dire seulement qu'à une exception près (1), les nombreux travaux didactiques que notre littérature médicale possède sur l'hépatite des pays chauds, la dysenterie et la pathologie coloniale, le négligent absolument ; qu'à quelques lignes de deux ou trois thèses de doctorat écritespar des médecins de la marine (2), se réduisent les autres documents relatifs à l'auscultation du foie dans les abcès de cet organe : que le frottement péri-hépatique, enfin, généralement omis dans les descriptions pathologiques, n'est pas davantage, que je sache, recherché cliniquement, de sorte que, sur ce point, l'abstention des praticiens équivaut rigoureusement au silence des auteurs.

Ce serait tant pis pour le symptôme si, avec les données dont il dispose, le diagnostic des abcès du foie était toujours facile et sûr. Mais, dans la plupart des cas, le médecin désireux d'intervenir à temps, c'est-à-dire de bonne heure, sans attendre la fluctuation ou seulement l'œdème de la paroi, soupçonne, plus qu'il ne l'affirme, l'existence du pus hépatique. Jusqu'au jour où il en appelle à la ponction exploratrice, il établit ses présomptions sur les commémoratifs (séjour colonial et dysenterie), autant que sur les symptômes présentés par le malade au moment de l'examen, symptômes constants comme la fièvre, les

(1) Corre. Traité clinique des maladies des pays chauds. *Paris. O. Doin.* 1887. Notre distingué confrère écrit (p. 802) : « Les signes anatomo-symptomatiques sont déduits de l'observation clinique. On les recherchera dans l'ordre suivant : 1° *signes locaux :* a. *physiques et objectfs* fournis par l'inspection, la mensuration, la palpation, la percussion, l'*auscultation*; augmentation de volume et déformation au niveau de l'hypochondre droit, augmentation de la matité hépatique et souvent *bruits de frottement* vers les limites supérieures et inférieures. » Le symptôme en question méritait mieux que cette courte mention qui établit, cependant, que sa signification n'a pas échappé à M. Corre.

Par ailleurs, les indications sont rares. M. Longuet, analysant plusieurs observations du professeur Erb, dans un mémoire qui porte ce titre explicite *Du frottement péri-hépatique,* in *Union méd.,* 1886, ne signale point les abcès du foie parmi les maladies qui lui paraissent tributaires de ce signe diagnostique, et tel auteur qui, comme M. Rendu (art. *foie* du Dre Encyclopédique), le mentionne en termes exprès dans son étude de séméiotique générale, explique que « ce phénomène pathognomonique de l'existence de la péri-hépatite n'a qu'une importance médiocre dans le diagnostic général des maladies du foie », et n'en reparle pas, à propos de l'hépatite suppurée.

(2) Long. Des diverses méthodes de traitement des abcès du foie, etc. *Montp.,* 1884. — Gauran. Contribution à l'étude de l'hépatite supp. des pays chauds. *Bordeaux,* 1887.

troubles digestifs, l'amaigrissement, la douleur de l'hypochondre, l'hypertrophie du foie et l'élargissement des espaces intercostaux, ou exceptionnels et variables comme la scapulalgie et la toux dite hépatique.

Les lignes ci-après que j'emprunte au mémoire du Dr Manson me paraissent exprimer, en termes d'une saisissante rigueur, le peu d'éclat qu'offrent souvent les manifestations symptomatiques de l'hépatite suppurée : « Le vieux tableau classique de l'hépatite est entièrement faux et propre à induire en erreur (*misleading*). Il peut arriver que les symptômes soient urgents et impossibles à méconnaître ; mais, dans la grande majorité des cas, si peu urgents sont les symptômes locaux et généraux que tel malade qui se présente porteur d'un abcès du foie déclare ne pas savoir s'il a un foie. »

Quand les difficultés sont telles, un renseignement clinique de plus n'est pas à dédaigner.

Je crois donc que, dans plus d'un cas, le diagnostic gagnerait à ce que l'élément séméiotique que nous étudions ne fût pas aussi négligé. C'est pour essayer de le montrer que j'ai rédigé cet article où je reprends et développe certaines considérations déjà présentées dans une thèse écrite sur mes données (1).

Le frottement peri-hépatique est perçu par l'oreille et par la main appliquées sur l'hypochondre droit, le plus souvent au niveau du septième ou huitième espace intercostal, sur la ligne axillaire antérieure, et ce siège semble en indiquer l'origine péritonéale.

On pourrait, il est vrai, objecter à cette localisation, que le cul-de-sac formé par la plèvre pariétale et connu sous le nom de *sinus costo-diaphragmatique* atteint aux dernières côtes et, en conséquence, admettre que le frottement procède de l'inflammation pleurale.

Mais deux conditions se présentent qui, à mon avis, rendent peu plausible une telle interprétation : l'oblitération du sinus par accolement de ses feuillets, constante lorsque l'abcès, parvenu à la surface du foie, a déterminé des adhérences, et ce fait que, normalement, même dans les inspirations énergiques, la base du poumon droit coiffée de la plèvre viscérale, ne descend pas, *en avant*, aussi bas que le point qui correspond au maximum du frottement.

(1) Oromi. Quelques réflexions sur un cas d'hépatite suppurée, etc. *Montp.*, 1889.

Cependant, je n'affirme pas que, jamais, la plèvre ne participe à la genèse de ce bruit; car il arrive qu'on le perçoive, *tout d'abord*, en arrière, à la base de l'hémi-thorax droit, c'est à-dire en une région où les rapports du poumon avec la paroi thoracique sont, dans le sens ver-tical, plus étendus qu'en avant, et qu'on rencontre, à l'autopsie, autant ou même plus de pleurésie diaphrag-matique que de péri-hépatite.

C'est pourquoi je trouve l'expression *froitement péri-hépatique* préférable au terme exclusif de *frotte-ment péritonéal*.

Mais ce procès de pathogénie est, au fond, sans impor-tance; le bruit, en effet, fût-il partiellement pleural, la signification du symptôme ne serait en rien changée, puisque la pleurésie sèche qui contribuerait à le produire serait elle-même la suite d'une péri-hépatite.

L'inflammation circonscrite et adhésive du péritoine reste donc, dans tous les cas, la raison *première* du frot-tement, et, comme la péri-hépatite est une lésion secon-daire, il est évident que l'apparition de son phénomène révélateur permettra d'affirmer l'abcès, si les commé-moratifs et les symptômes actuels se rapportent à l'hépa-tite. Hésitant ou non, le diagnostic sera, dès lors, confir-mé par la constatation de ce signe, d'autant plus impor-tant à recueillir, qu'il peut précéder de plusieurs jours l'œdème de la paroi.

Le frottement péri-hépatique ne concourt pas seulement au diagnostic de l'abcès. Il est, de plus, la preuve for-melle que le foie se trouve fixé à la paroi abdominale par l'intermédiaire du péritoine. A ce titre, il constitue encore un renseignement de valeur, surtout pour les chirurgiens qui, toujours préoccupés par la question des adhérences, ont cru devoir modifier la méthode opératoire de Stromeyer-Little et ne plus inciser qu'en deux temps.

Je crois, contrairement à l'assertion du Dr Sachs, que les adhérences *récentes* ou, plus exactement, que le pro-cessus exsudatif qui les prépare, représentent la condition la plus propice pour la genèse du frottement péri-hépati-que. L'évolution des lésions en était à ce point chez mon malade de l'observation III, et je puis citer, à l'appui de l'opinion que j'exprime, ce passage (1) du *Traité d'aus-cultation de Barth et Roger* : « Il est des cas, cependant,

(1) P. 503.

où le frottement peut devenir un signe capable de guider le praticien dans le diagnostic et le traitement de certaines affections situées au dedans ou au dehors de la cavité du péritoine. Supposons qu'on veuille ouvrir un abcès ou une tumeur hydatique du foie et que, d'après le procédé de Récamier, l'on ait cherché à développer artificiellement entre la tumeur et les parois de l'abdomen des adhérences, sans lesquelles l'opération ne saurait être faite sûrement, la manifestation d'un frottement local serait un signe favorable, *en annonçant le travail d'exsudation qui précède la formation des adhérences ; et sa cessation au bout de quelques jours indiquerait d'une manière assez certaine que l'adhérence est complète* et que le chirurgien peut enfoncer un bistouri dans la tumeur sans craindre qu'il se fasse un épanchement dans la cavité du péritoine. »

Dans l'observation à laquelle je viens de faire allusion, la relation nécropsique qualifie, en effet, de *glutineuses et sans résistance* les adhérences constatées. Il semblait que les surfaces séreuses, un peu plus humides que normalement, se fussent simplement *happées* l'une l'autre, et j'ai pu les séparer sans la moindre difficulté.

Le maximum du frottement péri-hépatique correspond enfin, comme siège, au maximum de la douleur. C'est presque toujours en ce point que l'œdème pariétal commencera à se montrer et qu'on sera conduit à pratiquer la ponction exploratrice.

De l'étude qui précède on peut, ce me semble, tirer cette conclusion que, chez les malades supposés atteints d'hépatite suppurée, il faut ausculter non seulement l'appareil respiratoire, afin de ne pas être surpris par une migration thoracique du pus, mais encore, et surtout, le foie, ou, si l'on préfère, le péritoine, pour diagnostiquer l'abcès lui-même.

OBSERVATIONS (1)

Obs. I (Note du Dr Ayme (2) ; obs. II) *résumée*. — Constantin Anési ; treize ans de séjour en Chine ; vie très irrégu-

---

(1) Je n'ai consigné, dans ce travail, que les observations typiques ; j'ai laissé de côté toutes celles où le bruit de frottement, noté seulement *en arrière*, à la base de l'hémi-thorax droit, pourrait être rapporté à la plèvre plutôt qu'au péritoine péri-hépatique.
(2) *Op. cit.*

lière et habitudes d'alcoolisme. A souffert, pendant plusieurs mois, de diarrhée et de dysenterie.

Entré à l'hôpital de Shang-haï, le 13 octobre 1879. Selles muco-sanguinolentes ; dyspepsie ; langue sèche et fuligineuse ; douleur continuelle et un peu vague dans toute l'étendue de l'abdomen. Foie augmenté de volume. *Dans les fortes inspirations, on entend un bruit de frottement des deux côtés de la ligne axillaire antérieure.* Rate de dimensions normales. Légère albuminurie.

5 *novembre.* — Ponction aspiratrice entre la huitième et la neuvième côte droites : pus. Large incision au bistouri ; drainage, lavage et pansement antiseptiques.

15. — Cholerrhagie.

27. — Chute du drain plongeur dans la cavité de l'abcès : extraction à l'aide d'une pince.

5 *décembre.* — Plaie entièrement fermée.

15 *janvier.* — Ponction et incision antiseptique d'un deuxième abcès.

Guérison à la fin du mois de février.

O*bs*. II *résumée* (3). — L..., entré à l'hôpital de Brest, le 25 août 1885.

A été pris de dysenterie *nostras*, il y a une quinzaine de jours. Actuellement, diarrhée, dyspnée et fièvre. Foie douloureux et débordant les fausses côtes. Craquements secs au sommet gauche. Considéré comme tuberculeux, quelques réserves faites quant à la possibilité d'un abcès du foie. Je prends le service de la salle au commencement de novembre. Je constate une saillie de l'hypochondre droit.

L'auscultation y perçoit, *en avant*, au niveau des derniers espaces intercostaux, un *bruit de frottement* très net. Œdème pariétal.

13. — Ponction exploratrice : extraction de 400 grammes de pus *chocolat*.

23. — Tumeur acuminée au niveau du point ponctionné : incision large et profonde, quelques gouttes de pus provenant d'une côte cariée.

1er *décembre.* — Issue brusque d'une forte quantité de pus par la plaie. — Exeat sur sa demande, le 23 décembre, guéri de son abcès, mais portant une petite fistule due à la carie costale.

O*bs*. III (th. d'Oromi (1) — obs. VI de mon mémoire sur la cholerrhagie qui suit l'incision des abcès du foie) *résumée*. —

(3) Cette opération est rapportée *in extenso* dans un mémoire publiée par la *Revue de chirurg'e* (août 1890). Je ne puis que là résumer ici.

(1) *Op. cit.*

M... entré dans mon service de Saint-Mandrier, le 1er novembre 1888. Dysenterie chronique à crises sub-aiguës (Rapatrié de Cochinchine par le transport l'*Annamite*). Température variable, tantôt normale, tantôt fébrile. Foie volumineux.

8 *février*. — Vive douleur au niveau du septième espace intercostal droit.

11. —La douleur hépatique persiste. Pas de douleur à l'épaule. *Bruit de frottement* à la base de l'hémi-thorax droit, en *arrière*.

13. — Le frottement s'entend, *en avant, au niveau du foie*. La palpation même le fait reconnaître.

15. — Le frottement hépatique persiste, très accentué. Il signifie, évidemment, péri-hépatite, et comme existent par ailleurs les signes rationnels d'un abcès du foie, comme enfin la zone sensible paraît légèrement œdémateuse, une intervention chirurgicale est reconnue nécessaire. Lavage antiseptique de la région. Ponction, dans le septième espace, avec l'aiguille n° 2 de l'aspirateur Dieulafoy : issue de pus rougeâtre; incision de 5 centimètres ; drainage; lavage à l'eau bouillie boriquée; pansement de Lister.

Du 19 février au 6 mars, cholerrhagie excessive. Adynamie progressive. Mort le 6 mars.

Autopsie : adhérences *glutineuses et sans résistance* du foie avec la paroi costo-abdominale, le diaphragme, l'angle du côlon transverse et du côlon ascendant. Adhérences pleuro-diaphragmatiques plus solides. Oblitération du sinus costo-diaphragmatique.

Foie pesant 2 k. 250. Deux abcès; un seul, le plus volumineux, incisé. Vésicule biliaire intacte et rétractée. — Péri-typhlite suppurée. Gros intestin criblé d'ulcérations dysentériques.

Examen *histologique* par le professeur Fontan. A l'analyse *microbiologique* du pus provenant de l'opération, *staphylococcus pyogenes albus*. Sur les pièces provenant de la nécropsie et traitées par la méthode de Gram, tissu hépatique, dans la paroi de l'abcès et la zone voisine, farci de microcoques isolés ou groupés en diplocoques et en grappes.

Obs. IV (E. Henderson Shang-haï) (1) *résumée*. — G. N..., suisse, âgé de 49 ans, résidant en Chine depuis plusieurs années. Vu, pour la première fois, le 25 octobre 1881, à Pékin, au commencement d'août, sensation d'affaiblissement général, avec aphonie. Dans les premiers jours de septembre, obligé de s'aliter pour une « congestion du foie »; douleurs à l'hypochondre droit et fièvre. Vint à Chefoo, le 10 octobre, pour changer d'air; mais la fièvre continua et il ne recouvra pas la santé.

(1) A case of liver abscess. in *Lancet*, 1883, t. II, p. 95.

Le 17 octobre, diarrhée (selles aqueuses, jaunes, fétides) : sueurs nocturnes depuis plusieurs semaines. Actuellement, de temps en temps, douleur à l'épigastre, qu'il attribue à de mauvaises digestions. Toux sèche, courte et fréquente ; voix toujours faible ; facies anxieux et déprimé ; température à 102°, 4 F ; pouls à 124 ; dit avoir perdu beaucoup de son poids. Zone de matité hépatique fortement accrue, commençant, sur la ligne mamelonnaire, dans le cinquième espace, absolue au niveau du sixième, dépassant d'un pouce le rebord costal. Sur la ligne médiane, à mon premier examen, la percussion ne donnait pas de son clair au-dessous du sternum ; par la suite (31), je notai un commencement de matité à trois pouces et demi au-dessus du nombril. Pas de sensation de plénitude ou de résistance accrue dans la zone mate ; absolument pas de sensibilité exagérée. Abdomen modérément distendu et partout tympanique. Rate, en apparence, de volume normal. Du 25 au 31 octobre, température oscillant de 99 à 102·, 4 F. La toux et la diarrhée continuaient. Le 31 octobre, l'aire de matité du foie s'était étendue. Je crus percevoir un *bruit de frottement* à l'épigastre droit qui me parut aussi plus plein que le gauche.

Vu l'urgence de la situation, dans l'après-midi du 31 octobre, trois ponctions exploratrices (sans résultats) avec l'aiguille de l'aspirateur de Weiss, deux à l'épigastre droit, une sur la ligne axillaire droite, entre la 7e et la 8e côte.

Le 5 novembre, l'état du malade ayant empiré, deux nouvelles ponctions sur les lignes scapulaire et axillaire : pas de pus. Le 7, gros bruits de frottement (*coarse friction sounds*) nettement perçus à l'épigastre droit. — Le 18, dernière tentative ; ponction aspiratrice entre la 6e et la 7° côte ; environ dix onces de pus caractéristique ; élargissement/de la plaie ; passage d'un drain ; pansement antiseptique.

Abaissement de la température pendant quelques jours ; mais fréquence plus grande du pouls et diminution des forces. Pus abondant, mais non putride. Urine constamment de couleur sombre (*constantly dark-coloured*) ; on remplace le pansement phéniqué par un pansement salicylique. Le patient succombe le 6 décembre ; un empoisonnement général du sang, un empoisonnement par l'acide phénique, un second abcès, l'ulcération de l'intestin sont autant de conditions soupçonnées d'avoir, pendant la dernière semaine, contribué au résultat fatal.

A l'autopsie, peau ulcérée autour de la plaie et petites ulcérations circulaires provenant de pustules par action irritante locale des antiseptiques. Le trajet du drain traverse le diaphragme étroitement appliqué et faiblement adhérent à la plèvre costale autour de l'ouverture chirurgicale. Base du poumon droit adhérente au diaphragme ; cavité pleurale vide ; sans signe d'inflammation à sa surface.

Dans le foie, deux cavités d'abcès communiquant entre

elles et offrant, chacune, environ le volume d'une petite orange. Tissu avoisinant le trajet du drain et les cavités d'abcès, ramolli et infiltré de pus; dans ce tissu, plusieurs abcès distincts variant, comme volume, de la grosseur d'une nci-ette à celle d'une noix. Foie gras et pesant 12 onces. Cinq ulcérations dans le cæcum. Au niveau de l'épigastre droit, légères adhérences du lobe droit du foie et de la paroi abdominale.

Ce mémoire était rédigé et prêt pour l'impression, lorsqu'en feuilletant les bulletins de la Société anatomique, j'ai rencontré une observation si nette en ses indications cliniques et si démonstrative eu égard au sujet actuel, que j'ai cru devoir la prendre en note et, ne pouvant la transcrire littéralement tant elle est développée, en présenter au moins un résumé :

Obs. V. — (Abcès multiples du foie consécutifs à une typhlite ulcéreuse — A. Souques, interne des hôpitaux. — *Bull. de la Société anat.*, mai-juin et juin 1889).

Boyer Emile, 58 ans, terrassier, entré à l'hôpital Broussais, le 20 mai 1889, salle Lasuègue, 28, dans le service de M. Chauffard.

Antécédents personnels : fièvre paludéenne, en Sologne, de l'âge de 7 ans à l'âge de 11 ans. A quitté ce pays, à 11 ans, et, depuis lors, n'a jamais été malade. Homme surmené.

Le 17 mai 1889, brusquement, douleur abdominale diffuse et oppression; fatigue qui l'oblige à quitter son travail. Après une purgation, la douleur se localise à l'hypochondre droit.

A l'entrée (21 mai), point douloureux au niveau du bouton diaphragmatique, exaspéré par la pression et par la toux. Abdomen souple, indolent, non ballonné. Courbature et céphalalgie. Langue belle. Ni nausées, ni vomissements. Diarrhée bilieuse. Urine ne renfermant ni albumine, ni sucre. Température rectale : 39° le matin; 39°2 le soir. Régime lacté.

Le 22. T : M. 38°8; S. 40.

Le 23. T : 39° matin et soir. Teinte subictérique.

Le 24. La matité hépatique est de 13 cent. sur la ligne mamelonnaire. Tuméfaction du foie uniforme; l'organe déborde partout les fausses côtes. Douleur un peu diminuée. *A l'auscultation de la région hépatique, on perçoit très distinctement des frottements secs de péri-hépatite.* Urines 900, foncées. Urée totale 8gr95. Selles striées de sang. Prescription : vessie de glace sur la région douloureuse, 0gr75 de sulfate de quinine, deux lavements froids quotidiens, six ventouses

scarifiées sur l'hypochondre; naphtol et salicylate de bismuth·
Le 25. Urines 800 gr. Urée totale 6ᵍʳ725. T : M. 38°5;
S. 39 8.

Le 27. Le point douloureux a totalement disparu. Diarrhée
plus abondante. Langue sèche; lèvres fuligineuses ; adynamie. Quelques râles sous-crépitants aux deux bases de la poi-
trine. Bord antérieur du foie très sensible à la palpation,
T : M. 38° ; S. 38°8. Pouls à 110. Urines 120 grammes. Urée
totale 9ᵍʳ30. Médication tonique et antiseptique.

Le 28. *Les frottements péri-hépatiques persistent avec la
même intensité.* Abdomen ballonné, indolent. La pression la
plus forte ne réveille aucune douleur au niveau de l'hypochondre droit. T : M. 37°8; S. 38°8.

Le 29. Matité du foie : sur la ligne mamelonnaire, 14 cent.;
sur la ligne médiane, 12 cent. Pouls petit et fréquent. T : M.
378 ; S. 383. Urines 800 grammes. Urée totale 6ᵍʳ50.

Le 30. T : M. 38 ; S. 37°8. Urines 700 grammes, sales, bru-
nâtres.

Le 31. Matité hépatique : 16 cent. sur la ligne médiane ;
18 cent. sur la ligne mamelonnaire. La palpation la plus
méthodique ne réveille aucune douleur; *à l'auscultation de
l'hypochondre, on entend de gros frottements de cuir neuf
dans le lobe droit.*

Dans le lobe gauche, ces frottements existent, mais sont
plus fins. Leur maximum se trouve à l'intersection de deux
lignes, l'une verticale prenant dans l'hypochondre droit à
8 cent. de la ligne médiane, l'autre horizontale passant à un
travers de doigt au-dessus de l'ombilic. *En ce point, ces frottements sont très sensibles à la main, surtout dans les mouvements inspiratoires.* T : M. 38°; S. 37°8. La diarrhée n'a
pas cessé. Encore quelques gros râles aux deux bases, avec
quelques *frottements à la base droite.*

1ᵉʳ juin. La matité du foie atteint l'ombilic sur la ligne
médiane. Affaiblissement progressif; refroidissement des
extrémités. Pouls insensible. Diarrhée persistante. Température du matin : 37°6. M. Chauffard pratique, avec l'appareil
de Potain, trois ponctions exploratrices : une dans le lobe
gauche (pas de résultats); deux dans le lobe droit; de
celles-ci, une seule ramène quatre-vingts grammes d'un pus
épais et grumeleux. On en prend quelques gouttes pour en
faire un examen bactériologique.

M. Reclus, consulté au point de vue de l'intervention, ne
pense pas qu'elle puisse être supportée par le malade, qui
meurt dans le collapsus, à deux heures du matin.

Autopsie trente heures après la mort :

Cavité thoracique. Epanchement pleural double de sérosité
citrine assez abondante. Poumon gauche adhérent en avant et
en haut. Tubercules fibreux, presque crétacés aux deux som-
mets. Œdème assez notable du poumon droit. *Cœur* normal.

Aorte saine. Traces de péricardite sèche localisée autour des troncs aortique et pulmonaire.

Cavité abdominale. Le foie fait saillie. *Péritoine* intact. *Reins* normaux.

Rate volumineuse, doublée de poids ; lésions de péri-splénite fibreuse ancienne et de péri-splénite aiguë récente.

Foie énorme, pesant 3,900 grammes Dimensions : dans le sens vertical, 30 cent. au niveau de la partie médiane du lobe droit et 18 cent. au niveau du lobe gauche ; dans le sens transversal, 29 cent. pour le plus grand diamètre. — Sur la face antérieure, à la partie moyenne, dans le sinus droit de l'angle formé par le ligament falciforme et le ligament suspenseur, poche allongée, verticule, de la grosseur d'une tête de fœtus, limitée en avant et en haut par la face inférieure du diaphragme et le ligament falciforme, en arrière par le foie lui-même. Cette poche qui contient du tissu hépatique sphacelé et du pus, se rompt pendant qu'on procède à l'extraction du foie (1).

Par ailleurs, 9 abcès hépatiques du volume d'une orange. Muqueuse de l'*estomac* fortement injectée.

Intestin grêle normal, sauf quelques fines arborisations vasculaires dans sa première et sa deuxième portion.

Côlon et *Rectum* sains.

Cœcum. Parsemé d'ulcérations peu profondes dont les plus larges n'excèdent pas les dimensions d'une pièce de vingt centimes.

Examen bactériologique (pus hépatique après la ponction et après la mort — produits de raclage des ulcérations intestinales). Pièces colorées au violet de méthyle. Pas de micro-organismes spéciaux. Nombreux microcoques isolés ou en points doubles, ainsi que quelques staphylocoques ; pas de streptocoque.

Dans les réflexions dont M. Souques fait suivre la relation que je viens de résumer, j'ai vainement recherché une mention se rapportant au frottement péri-hépatique si nettement indiqué, pourtant, dans la partie clinique de son exposé.

J'ai conclu : de l'indication, que l'observation du malade a été aussi complète que possible ; de l'omission, que le frottement péri-hépatique n'a pas été interprété comme un signe d'abcès du foie et qu'il n'a pas contribué au diagnostic porté.

Mais l'intérêt de ce document n'est pas rien que dans la question du frottement péri-hépatique. C'est ainsi

(1) Abcès hépatique vidé après ulcération de la capsule de Glisson et devenu, en partie, grâce à des adhérences, un abcès péri-hépatique enkysté ? (Bertrand.)

qu'entre autres détails, les résultats de l'examen bactériologique (pas de microbes spéciaux, pas de bacilles, pas de streptocoque ; des diplocoques et des staphylocoques), valent bien une remarque. Je me garderai, certainement, de contredire M. Souques, quand il écrit : « Les ulcérations cæcales ont, vraisemblablement, servi de porte d'entrée à une infection secondaire qui, à son tour, a engendré les déterminations hépatiques » ; car, voilà plus de deux ans (1) que j'insiste sur le rôle des staphylocoques pyogènes dans la dysentèrie et l'hépatite suppurée, estimant qu'il est possible d'expliquer la genèse microbienne des abcès du foie, sans avoir recours à l'*hypothèse* d'un élément spécifique, simplement par la pénétration et la pullulation, dans le foie, des microbes *ordinaires* du pus, puisés dans l'intestin et transportés, à travers les brèches de la muqueuse, par le sang de la veine-porte, jusqu'à la glande hépatique.

(1) Thèses de mes élèves : *Le Scour*, Epidémie de dysenterie nostras à Toulon, Montpellier, 9 mars 1888 ; *Porée*, Etude analytique des symptômes de la dysenterie aiguë, Bordeaux, 9 avril 1888 ; *Roux Frassineng*. Contribution à l'anatomie pathologique de la dysenterie, Montpellier, 1888 ; *Mignotte*, Considérations sur la nature des arthropathies dysentériques, Montpellier, 1889 ; *Oromi* op. cit. Montpellier, 1889.

Bertrand. Relation d'une épidémie de dysenterie, etc., adressée (manuscrite) à l'Ac. de méd. le 28 février 1888, publiée par les Arch. de méd. nav. et tirée à part 1888. — Plusieurs notes à l'Ac. de méd. en 1888-89-90. — Mémoire sur la cholerrhagie qui suit l'incision des abcès du foie. *Rev. de méd.*, mars 1889. — En dernier lieu, rapport de M. J. Rochard, Ac. de méd., séance du 1er juillet 1890.

Paris. — Imp. des Arts et Manufactures 12, rue Paul-Lelong. — M. Barnagaud